中医文化启蒙

黄平东　刘期洋　编著

全国百佳图书出版单位

中国中医药出版社

·北 京·

图书在版编目（CIP）数据

中医文化启蒙 / 黄平东，刘期洋编著 . -- 北京：
中国中医药出版社，2024.4
ISBN 978-7-5132-8588-9

Ⅰ.①中… Ⅱ.①黄… ②刘… Ⅲ.①中国医药学—
文化 Ⅳ.① R2-05

中国国家版本馆 CIP 数据核字 (2023) 第 231953 号

中国中医药出版社出版

北京经济技术开发区科创十三街 31 号院二区 8 号楼
邮政编码　100176
传真　010-64405721
山东临沂新华印刷物流集团有限责任公司印刷
各地新华书店经销

开本 787×1092　1/16　印张 5.5　字数 30 千字
2024 年 4 月第 1 版　2024 年 4 月第 1 次印刷
书号　ISBN 978 – 7 – 5132 – 8588 – 9

定价　48.00 元
网址　www.cptcm.com

服 务 热 线　010-64405510
购 书 热 线　010-89535836
维 权 打 假　010-64405753

微信服务号　**zgzyycbs**
微商城网址　**https://kdt.im/LIdUGr**
官 方 微 博　**http://e.weibo.com/cptcm**
天猫旗舰店网址　**https://zgzyycbs.tmall.com**

序 言

对我们中国人来说，中医不仅能治病，同时也是一种文化，融入了我们生活的方方面面。我们都知道中医好，但如何尽早地让少年儿童接触中医、理解中医、运用中医养生方法增强体魄，却一直是教育界的一个难题。《中医文化启蒙》这本书找到了很好的切入点。

本书一开始就用盘古开天地的神话故事形象地引入了中医"天人相应"的核心思想，又通过耳熟能详的瓦特蒸汽机的故事来比喻阴阳变化的理论，非常简明易懂。这就使原本自成一体、晦涩难懂的中医理论，为少年儿童打开了一扇可以轻松进入的大门。

本书第二部分介绍了流传千百年的《黄帝内经》养生十六字诀:"食饮有节,起居有常,不妄作劳,精神内守。"在"食饮有节"中讲到"五谷为养,五菜为充,五果为助,五畜为益",告诉了小朋友如何选择食物,让自己吃得更健康。"起居有常"则教小朋友按时起床,按时睡觉,不要熬夜,以及它背后隐藏的原理。"不妄作劳"则告诉小朋友既要适当运动,又不能太过,要劳逸结合。"久视伤血,久卧伤气"则提醒小朋友不能过度用眼,不能久卧不动。"精神内守"则是告诉小朋友要保持心情平稳,心平气和,不要过怒、过喜、过悲。通过诸葛亮三气周瑜的故事,更让人印象深刻。千百年来,善于养生的人们都有着相似的作息方法,总结出了《黄帝内经》养生十六字诀。本书作者结合故事的讲解,让小朋友从小就知道养生的重要性，也知道怎么去养生。

本书第三部分介绍了中国历史上著名的医学家：扁鹊、华佗、张仲景、孙思邈。通过讲述历代最具代表性和故事性的中医学家，如何在逆境中研究发扬中医的人生故事，可以让少年儿童体会到祖国医学传承至今的艰辛，宝贵的养生治病经验来之不易。

通过前面几部分内容，我们从理论和历史发展的角度了解了中医文化，但如何落实到我们的日常生活中？本书的最后告诉了小朋友八个自我按摩方法。这些看似简单的小方法，如果能不断坚持与积累，健康的体魄一定会随之而来。这些简单的自我保健方法，会让我们人人都能耳聪目明，头脑清醒，能吃能睡，健康长寿，就会像《黄帝内经》所说的那样，人人都能"春秋度百岁乃去"。

总之，如果你阅读了《中医文化启蒙》这本书，你一定会不自觉地把中医融入你的日常生活当中，从而健康快乐地成长。

汉古中医　陈长青

2023 年 7 月 15 日

中医作为一种传统医学依然在为全人类的健康发挥重要的作用，这在全世界是绝无仅有的。中医之所以历经数千年而不衰，是因为中医根植于中国博大精深的传统文化，中医不仅是医学，还是文化，正如习近平总书记所说："中医药学包含着中华民族几千年的健康养生理念及其实践经验，是中华文明的一个瑰宝，凝聚着中国人民和中华民族的博大智慧。"中医文化饱含中国传统文化精华，学习中医文化，有助于领悟中国儒释道传统文化的精髓，有助于帮助我们树立正确的宇宙观、人生观和健康观，有非常重要的现实意义。

去年的一次聚会，一位老乡说起她所在的广州市荔湾区卫生健康局正在推进中医药文化进校园，我说可以编一本针对中小学生乃至学龄前儿童的中医文化启蒙读物，大家都很支持，当时在座的汉古中医创始人陈长青博士更是让他门下弟子刘期洋跟我一起编著。而中医文化作为一种传统文化的确是抽象和有些玄妙的，如何让儿童理解和接受是一个非常现实的难题，于是我们借用盘古开天地神话来讲述中医核心理论"天人合一"，利用瓦特改良蒸汽机来阐述阴阳及其相互作用，通过扁鹊见齐桓公典故来讲述中医"治未病"思想，利用华佗发明五禽戏提升对于中医传统健身方法的认识，通过饺子的来历和虎啸杏林典故来加深对于中医仁心仁术的理解和培育仁爱品德。至于中医养生，则围绕《黄帝内经》十六字诀"食饮有节，起居有常，不妄作劳，精神内守"展开，尽量浅显易懂，尽量贴近生活。其实，中医文化本来就来源于自然和生活，现代科技飞速发展，但天、地、人均没有太大的变化，这也正是中医生命力所在。大道至简，在天地宇宙之间，人是非常渺小的，人只有和天地万物和谐共处才能长生久视，人体五脏六腑、气血津液等等也必须要协调和顺才能健康长寿。"中和"是中国传统哲学和文化的核心，同样也是中医文化的关键所在。总而言之，编写本书的目的主要在于让人们尤其是少年儿童初步认识中医文化的核心理论"天人合一"和阴阳学说，初步掌握中医养生的基本理念和具体方法，养成良好的生活习惯，培养良好的宇宙观，提升传统文化素养，有益于身心健康成长。星星之火可以燎原，希望本书可以作为中医文化传播的星火，在少年儿童的心中留下有益的印记。

作为一名以心血管疾病为研究方向的中医博士，通过近30年临床实践深刻地认识到，许多的慢性疾病如高血压、冠心病、心力衰竭、糖尿病等，其发生的根本原因多在于不良的生活方式，尽管心肌梗死后可以放支架、搭桥暂时保住生命，但是依然会严重影响健康和寿命，所以更重要的是如何避免这些疾病的发生。在这一点上，中医"治未病"思想和西医预防理念是完全一致的。良好的生活方式是人类健康长寿最重要的因素，这种认识不仅对于少年儿童很重要，对于中老年人其实更为迫切，从这个层面上说，中医数千年行之有效的养生理念和方法值得所有人学习和领会。编写本书的另一个目的就是希望通过少年儿童"反哺"家里的大人们，提升中医文化普及的广度和效能，让中医更好地为国人的健康做出更大的贡献。

黄平东

2023 年 7 月 1 日于广州

目 录

简易中医养生方法 ································· 67

中医文化之天人合一

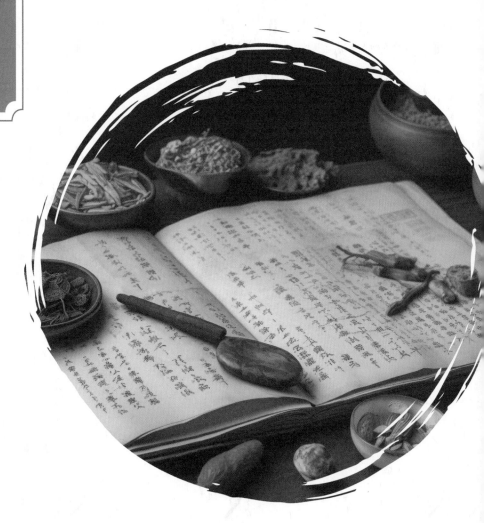

盘古开天地与天人合一

相传在天地还没有诞生以前，宇宙是漆黑混沌一团，好像是个大鸡蛋。大鸡蛋的里面，只有盘古一人在那里睡大觉，一直睡了 18000 年。有一天，他突然醒来了，睁眼一看四周，到处都是黑糊糊的，什么也看不见，盘古急得心里发慌，于是就顺手抡起一把板斧，朝着前方黑暗猛劈过去。谁知这一劈可不得了，刹时间只听得山崩地裂一声巨响，使得这个大鸡蛋一下子裂开了，其中一些轻而清的东西，慢慢上升变成了天；而另一些重而混沌的东西，则慢慢下沉变成了地。天地刚分时，盘古怕它们再合拢上，于是就站在天与地之间，头顶着天，脚踩着地，不敢挪身一步。自那以后，天每日升高一丈，地也每日加厚一丈。盘古的身体，也随着天的增高而每日长高一丈。这样顶天立地，坚持了 18000 年，终于使天地都变得非常牢固了。但由于他过度疲劳，终因劳累不堪而累倒死去。

就在他临死之一瞬，没想到全身忽然发生了根本变化：他口里呼出的气，顿时变成了风和云；他呻吟之声，变成了隆隆作响的雷霆；他的左眼变成了太阳，

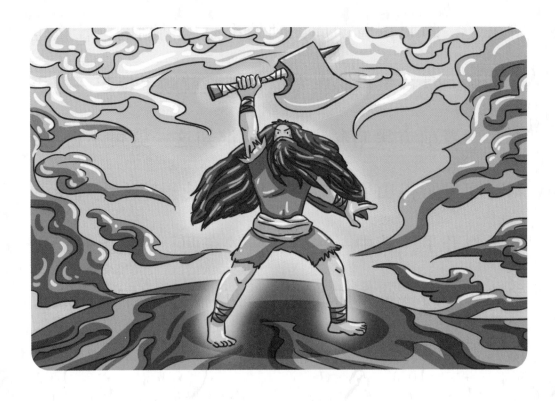

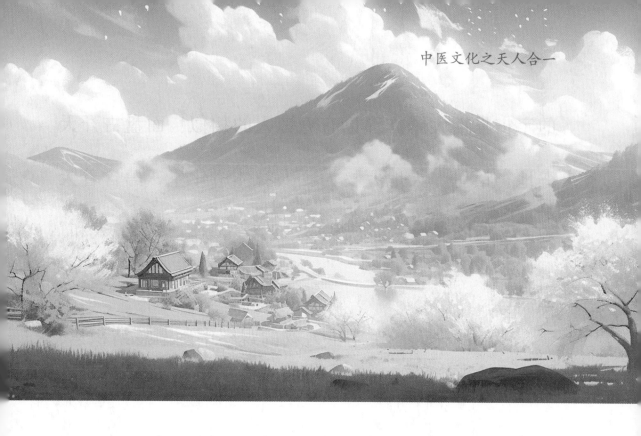

右眼变成了月亮；手足和身躯，变成了大地和高山；血液变成江河；筋脉变成了道路；头发和胡须，也变成了天上的星星；皮肤和汗毛，变成了草地林木；肌肉变成了土地；牙齿和骨骼，变成了闪光的金属和坚石、珍宝；身上的汗水，也变成了雨露和甘霖。

也就是说，盘古自身造就了一个美丽的世界。盘古开天劈地的故事虽然是个神话，但却在一定程度上，反映了我国古代人民一种朴素的天体演化思想。古人所设想的天地未开之前的混沌状态，与今天人们认识的宇宙早期大爆炸理论有着惊人的相似！而盘古开天辟地神话里，天地万物为巨人身体所化生，蕴含着天地人一体的思想，而这和中医的核心理念"天地人和"一致。

我们的先人在对宇宙万物的观察中逐渐总结积累，形成了中医学理论，其中的核心理论就是人要顺应天地才能健康长寿。这里的"天"主要指天气，也就是气候，具体说就是气温、空气湿度、刮风、下雨、昼夜变化等等。拿四季来说，春天风大且气温较为寒冷，夏天非常炎热，秋天气候干燥逐渐转凉，冬天是最寒冷的季节。我们人体必须适应天气的变化，冷的时候要多穿衣服保暖，热的时候要少穿衣服便于散热，如果在寒冷的季节穿衣服少了就会受凉感冒。再比如，我们在白天太阳出来后工作学习，太阳下山到了晚上就要睡觉，如果晚上不睡觉第二天就会很累，没有精力工作和学习，长时间不睡觉或睡眠不足，我们的身体就会得病。"地"主要是指我们生活的地理环境，包括山川、江河、土壤、花草树木、瓜果蔬菜等等。俗话说，"一方水土养一方人"，也就是说，不同的地理环境，人们的体质和生活习惯是不一样的，换个角度来说，人类必须适应所生活的地理环境，才能有利于身体健康。

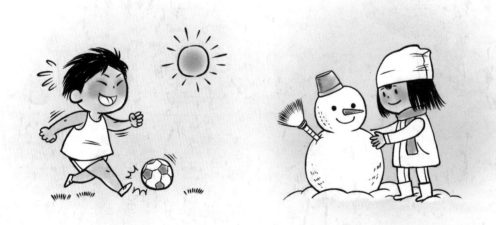

如果冬天穿短裤身体会舒服吗？

举个简单的例子，我们每天都要吃饭，而吃的米和面（小麦）都是地里种出来的，蔬菜、水果也都是，所以要保护好我们生活的环境，不要让有害的物质污染我们的环境。我们现在已经开始对垃圾进行分类收集和处理，目的就是不让含有害物质的垃圾（比如塑料、废电池等）污染土壤和水源，这样地里长出来的

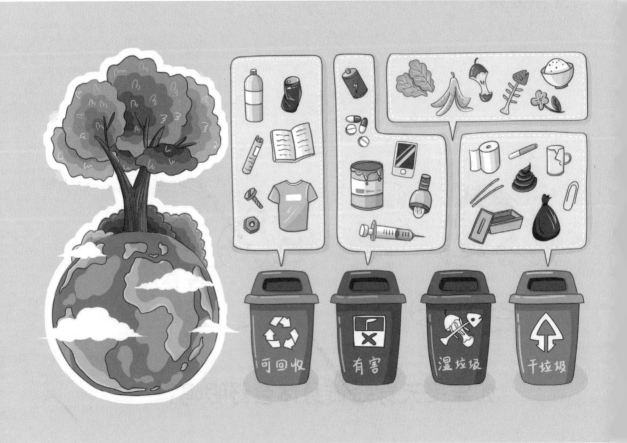

粮食、蔬菜、水果就不会含有对身体有害的物质成分，这就是我们现代所推崇的绿色食品。吃这类绿色食品，我们的身体就不会受到有害物质的侵害，我们的身体就会更健康。

蒸汽机与阴阳相互作用

阴阳学说是中医理论的基石，阴阳无处不在：天为阳，地为阴；白天为阳，晚上为阴；火为阳，水为阴；男为阳，女为阴；头为阳，脚为阴；手背为阳，手心为阴。中医学认为，天地形成以后，阴阳的相互作用形成了人类，人体内阴阳动态平衡才能保持健康，如果阴阳不平衡就会导致疾病的发生。中医就是通过使用饮食调节、导引、推拿、针灸和中药去调理人体的阴阳，使阴阳恢复平衡，从而达到治疗疾病的目的。

但这些很抽象，不容易理解，举个简单一点的例子：火为阳，水为阴，火把水烧开了会产生水蒸气，

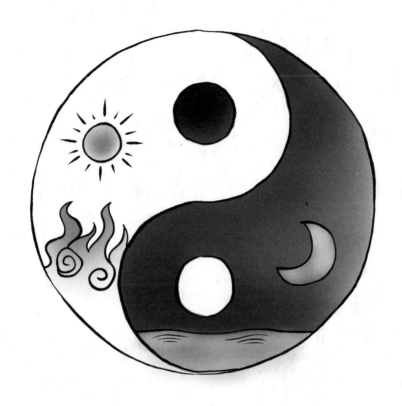

而水蒸气则会产生动力，蒸汽机就是利用水蒸气作为动力的。

瓦特是世界公认的发明家，瓦特改良蒸汽机具有划时代的意义，它导致了第一次工业技术革命的兴起，极大地推进了社会生产力的发展。1736年，瓦特出生在英国苏格兰格拉斯哥市附近的一个小镇——格里诺克，小瓦特是一个爱观察和思考的孩子。有一次，小瓦特在厨房陪祖母做饭，灶上烧着一壶开水，开水在沸腾，壶盖"啪啪啪"地作响，不停地往上跳动。他观察好半天，感到很奇怪，猜不透这是什么缘故，就问祖母："奶奶，壶盖为什么跳动呢？"可能是祖母太忙了，没有工夫回答他，便不耐烦地说："不知道。小孩子问这么多干什么！"但他没有放弃。他把壶盖揭开又盖上，盖上又揭开，反复验证。瓦特终于弄清楚

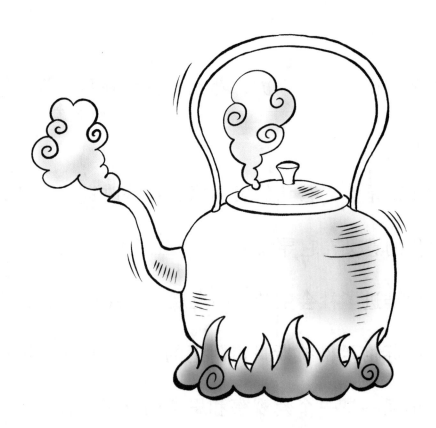

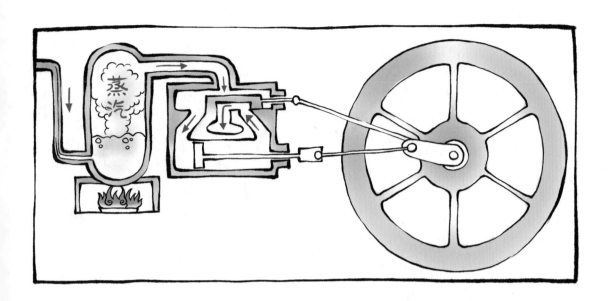

了壶盖跳动的原因，是水蒸气推动的，这水蒸气的力量还真不小呢！瓦特正是受此启发，长大后改良了蒸汽机。

蒸汽机的例子告诉我们，属阳的火和属阴的水相互作用就产生了水蒸气，而水蒸气就可以产生动力。简单地说，中医学认为阴阳的相互作用就是我们人体生命的动力，人体要保持健康，就要保持体内的阴阳动态平衡。

中医养生十六字诀

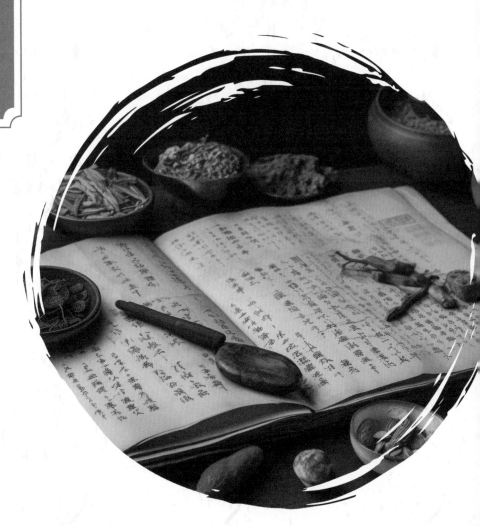

2000 多年前的汉代出了一本非常著名的书叫《黄帝内经》，这本书是中医学最为重要的著作，书里面的理论直到现在依然是医学生们必须熟知的，不然就做不了一名合格的中医师。在这本书里面，明确指出人是可以活"百岁"的。在几千年前，那时候各方面的条件都比今天差很多很多，特别是医疗方面，比起现代的先进技术差十万八千里，但就是在那个时候，

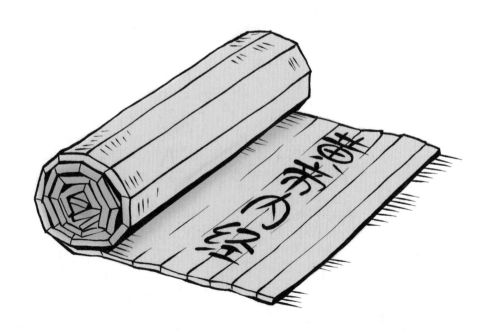

认为人是可以活到"百岁"的，而要活这么久是有条件的，那就是必须遵守规则。这规则其实说起来挺简单的，就是我们从小开始就要爱护我们的身体，要在每天的日常生活中注意不要让身体受到伤害，这个规则用《黄帝内经》的词语概括起来就是以下十六个字——

食饮有节，起居有常，不妄作劳，精神内守。

食饮有节

俗话说"民以食为天"，是说能吃饱饭对于人民群众来说是跟天一样大的事情，可见，吃饭是多么重要的事情。具体到每一个人体，我们每天都必须吃饭喝水，这样才能维持人体的新陈代谢，补充营养，排泄废物，我们才有精力和体力进行工作和学习，所以饮食对于我们人体健康来说是非常重要的。《黄帝内经》告诉我们，要想健康长寿，就要做到"食饮有节"，就是饮食要有节制，不能想吃什么就吃什么，也不能想吃多少就吃多少。

首先，我们吃什么才能健康长寿呢？《黄帝内经》里面已经有答案了，就是"五谷为养，五菜为充，五果为助，五畜为益"。

五谷：包括稻（大米）、黍^{shǔ}（黄米）、稷^{jì}（小米）、麦（小麦）、菽^{shū}（豆类），泛指各种谷物。"五谷为养"，是说谷物是滋养人体的主要食物，所以直到现在我们还是以米饭、面食为主食。

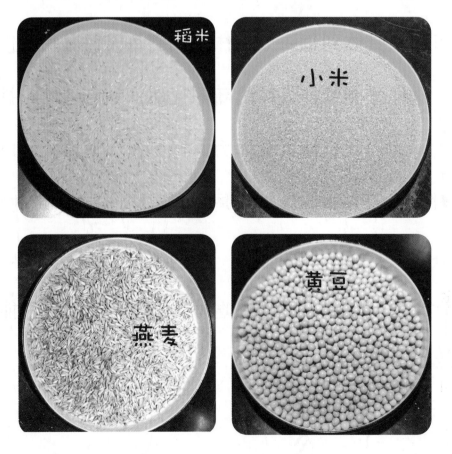

　　五菜：包括葵（冬葵）、韭（韭菜）、藿（豆叶）、薤（蒜头）、葱，也泛指各种蔬菜。"五菜为充"，是说蔬菜是主食的补充，所以我们现在还是习惯炒些蔬菜来送饭。

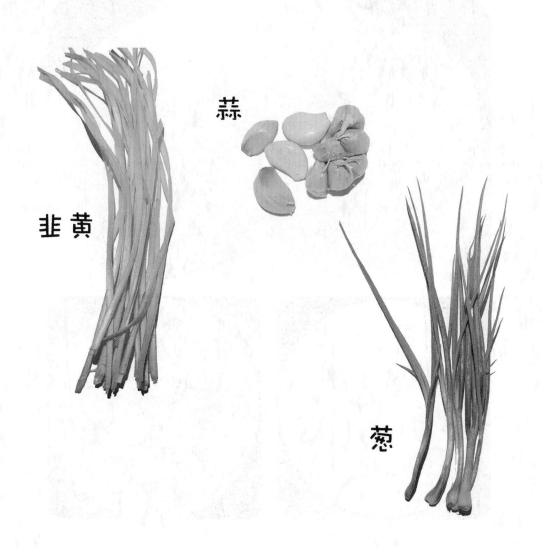

蒜

韭黄

葱

　　五果：包括桃、李、杏、栗、枣，泛指各类水果。"五果为助"，是说水果对于我们的身体健康是有帮助的。

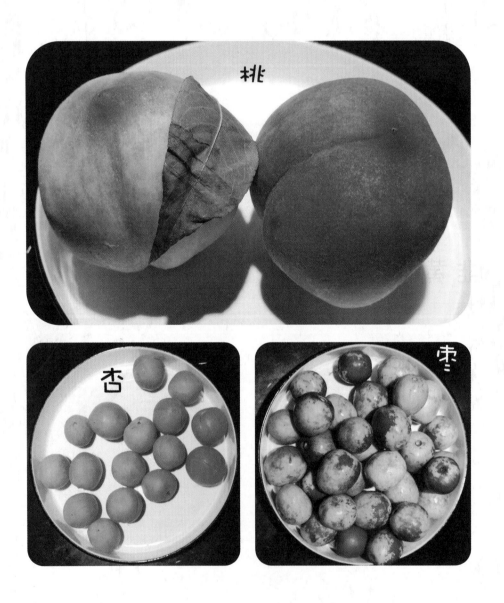

五畜：包括牛（牛肉）、犬（狗肉）、猪（猪肉）、羊（羊肉）、鸡（鸡肉），泛指各种肉类、蛋类及乳类食品。"五畜为益"，是说肉蛋乳类食品对于我们人体是有益的。

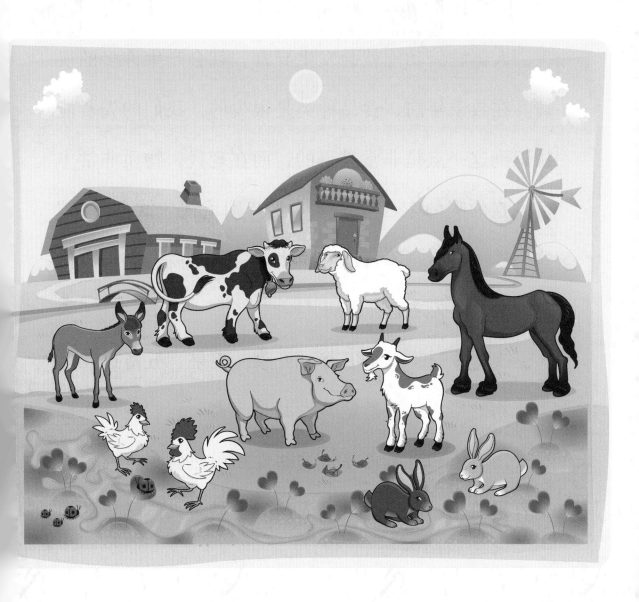

　　既然五谷、五菜、五果、五畜都是对身体有益的，那么怎样吃才符合养生之道呢？关键在于"有节"二字，就是要有节制。《黄帝内经》里面说"饮食自倍，肠胃乃伤"，就是告诫我们饮食一定要适量，以满足身体新陈代谢需求为度，饮食过量的话肠胃就会受到伤害，人体脏腑功能就会发生异常，就会产生许多的疾病。在数千年前，食品种类是很少的，我们的先贤能认识到这一点是非常难得的，而在现代，物质非常丰富，吃的喝的东西非常多，要特别重视"饮食节制"这一养生之道，不可以吃得太饱，不然就会有损身体健康，久而久之还会得病。

　　饮食节制，就是五谷、五菜、五果、五畜这几大类食物的摄入都要适量，尤其是五畜。我们现代人都喜欢肉、蛋和乳类食品，这些食品虽然营养丰富，但不容易消化，如果过量摄入这类食品对人体肠胃的损

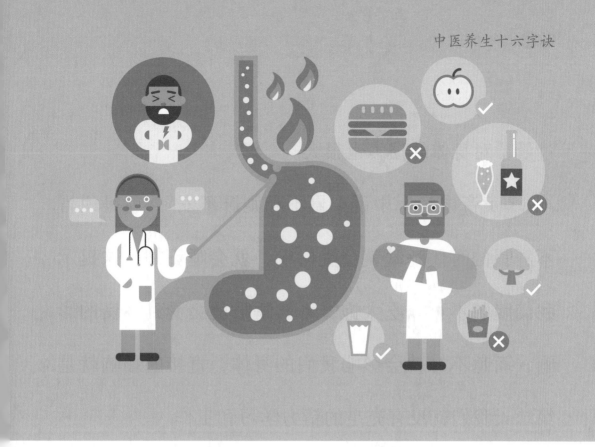

害比其他三大类更严重，现代很多慢性病（如冠心病、糖尿病、高血压、高脂血症等）的发生与进食过量的肉、蛋、乳类有非常密切的关系，需要特别注意。此外，还要节制古人没有提到的一大类食品（因为两千多年前根本就没有），那就是含糖食品，我们现在有太多太多的含糖食品，如调味奶、雪糕、蛋糕、面包、饼干、奶茶、可乐等等，这些食品比肉类更容易进食

过量，对身体的损害也很大。

《黄帝内经》中说"胃不和则卧不安"，就是说胃不舒服的时候睡眠就会受影响，就会睡不好。这提示我们晚餐不可以吃太饱，不然睡眠就会受到不良的影响，而睡不好就会影响我们的身体，直接的影响就是第二天我们就没有充足的精力学习和工作。

我们还要节制一类现代很常见的饮食物，就是冰冻食品或饮品，如雪糕、冰冻饮料等。岭南地区天气炎热，尤其在夏季，不少人喜欢摄入冰冻类饮食物，进食的时候觉得很解暑热，殊不知我们的脾胃就受到了伤害，时间久了脾胃的消化功能就下降了，慢慢我们的身体就会变得虚弱，还会导致许多疾病的发生。

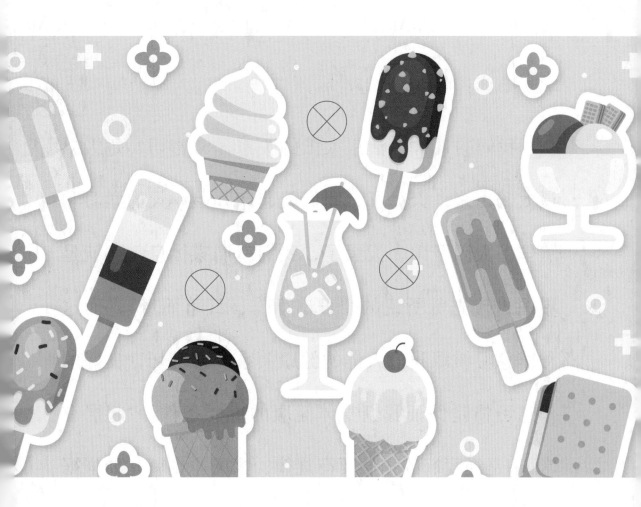

起居有常

我们的日常生活跟太阳的关系非常密切，每天早晨太阳出来，天亮了，我们就起床开始一天的学习和工作，太阳下山，天黑了，我们就回家休息，这就是中国古代先贤所说的"日出而作，日落而息"。而这种作息习惯跟我们人体的健康关系非常密切，良好的作息习惯是保证我们身体健康的重要条件。"起居有常"，是说我们的作息要有规律，大的原则就是要根据太阳的升起和降落进行作息，具体就是：该起床的时候就要起床，该睡觉的时候就要睡觉。

中医学认为，人体要保持健康，起居方面关键要睡好"子午觉"。古时候，我们还没有现代的时钟，没有 24 小时制，古人将一昼夜分为十二时辰，并依据动物出没时间与中国十二生肖相对应，即：子鼠、丑牛、寅虎、卯兔、辰龙、巳蛇、午马、未羊、申猴、酉鸡、戌狗、亥猪，每一时辰相当于现代的两个小时，而且每个时辰对应人体十二条经脉中的一条，而经脉又对

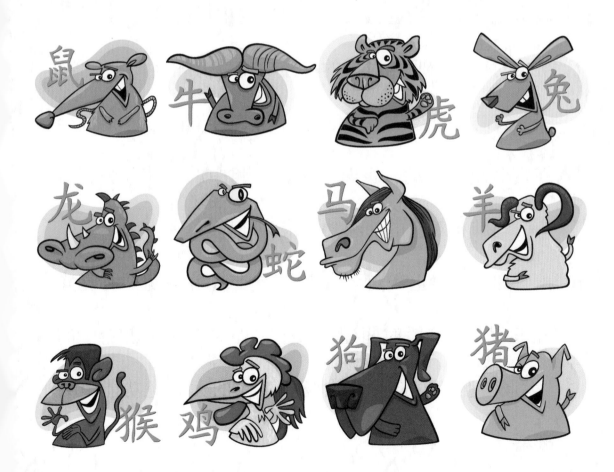

应人体的脏或腑。古人发现，在每个时辰"值班"时，其对应的人体某个脏或腑的功能就会比较旺盛。

子时（晚上11点至次日凌晨1点），十二生肖属鼠。老鼠在子时特别活跃，子时与中医脏腑中的"胆"腑相对应，与胆相对应的胆经功能最为旺盛。

丑时（凌晨1点至3点），十二生肖属牛。牛在丑时会把胃里食物进行反刍，丑时与中医脏腑中的"肝"脏相对应，与肝相对应的肝经功能最为旺盛。

寅时（凌晨3点至5点），十二生肖属虎。老虎会在寅时出来活动，寅时与中医脏腑中的"肺"脏相对应，与肺相对应的肺经功能最为旺盛。

卯时（早上5点至7点），十二生肖属兔。月亮又称玉兔，在这段时间还在天上，卯时与中医脏腑中的"大肠"腑相对应，与大肠相对应的大肠经功能最为旺盛。

辰时（早上 7 点至 9 点），十二生肖属龙。群龙会在此时向西行走，辰时与中医脏腑中的"胃"腑相对应，与胃相对应的胃经功能最为旺盛。

巳时（上午 9 点至 11 点），十二生肖属蛇。蛇在这时候隐蔽在草丛中，巳时与中医脏腑中的"脾"脏相对应，与脾相对应的脾经功能最为旺盛。

午时（11 点至 13 点），十二生肖属马。午时阳光最为猛烈，阳气达到极限，阴气将会产生，而马是阴类动物，午时与中医脏腑中的"心"脏相对应，与心相对应的心经功能最为旺盛。

未时（13 点至 15 点），十二生肖属羊。未时暑气将消，羊在这段时间吃草，未时与中医脏腑中的"小肠"腑相对应，与小肠相对应的小肠经功能最旺。

申时（15 点至 17 点），十二生肖属猴。申时暑气

将消，猴子喜欢在这时候啼叫，申时与中医脏腑中的
"膀胱"腑相对应，与膀胱相对应的膀胱经功能最旺。

酉时（17点至19点），十二生肖属鸡。酉时夜晚
将来临，鸡开始归巢，酉时与中医脏腑中的"肾"脏
相对应，与肾相对应的肾经功能最旺。

戌时（19点至21点），十二生肖属狗。戌时华灯
初上，狗开始守门口，戌时与中医脏腑中的"心包"
腑相对应，与心包相对应的心包经功能最旺。

亥时（21点至23点），十二生肖属猪。亥时一日
将尽，明日将至，夜深时分猪正在熟睡，亥时与中医
脏腑中的"三焦"腑相对应，与三焦相对应的三焦经
功能最旺。

中医学认为，在每天十二个时辰中，人们应该顺
应每个时辰对应的脏腑经络功能需求进行相应的活动，
如果进行不适当的活动，就不利于这个时辰所对应的

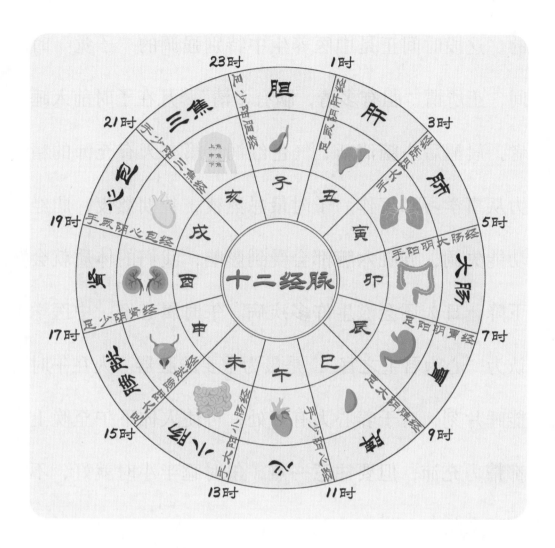

脏腑经络运行，日久就会对这个脏腑造成一定的损害，从而导致疾病的发生。这里面比较重要的就是要睡好"子午觉"，就是在子时和午时我们应该睡觉。《黄帝内经》中说"凡十一脏取决于胆"，就是说人体五脏六腑的功能正常离不开胆的决断，可见胆是非常重要的。这段时间正是中医养生中特别强调的"子觉"时间，正所谓"胆有多清，脑有多清"，凡在子时前入睡者，晨醒后头脑清新、气色红润，第二天有充沛的精力从事学习和工作。子时最忌熬夜，长期熬夜，胆经功能失调，五脏六腑都会受到影响，我们的体质就会下降，日久还会滋生许多疾病。午时属心经，中医学认为"心为君主之官"，是最为重要的脏器。人在午时能睡片刻，对于养心大有好处，可使人体下午至晚上都精力充沛，但要注意一点，午时睡半小时就好，不宜睡太久。

常言道"万物生长靠太阳"，从中医而言，太阳是我们人体阳气的重要来源。天气晴朗的时候，我们应该多参加户外活动，早上和傍晚阳气柔和，正是晒太阳的好时机。现代医学研究也发现，每天保证有两个小时以上的户外活动，青少年近视的发生率会大幅降

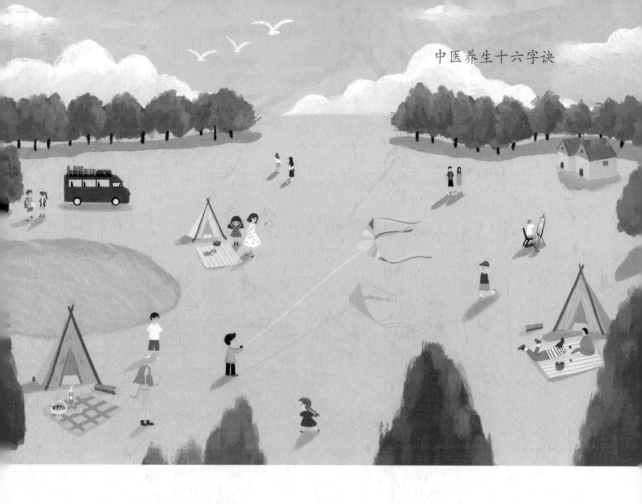

低，儿童多晒太阳是促进骨骼发育的重要条件。

一年有四个季节，春、夏、秋、冬，而每一个季节的气候有不同的特点，我们的起居在四季也要进行适当的调整，尤其是春、夏二季。春季气温变化较大、多风，要注意适时增减衣服，注意避风邪，防感冒；夏季要多参加户外活动，夏季容易出汗，是排除体内寒湿邪气的大好时机，要尽量少开空调，避免汗出当风，以免伤风感冒；秋季夜晚变长了，要早点睡觉，早点起床；冬季夜晚更长，要早点睡觉，但起床要稍晚一些，等太阳出来了再外出活动。

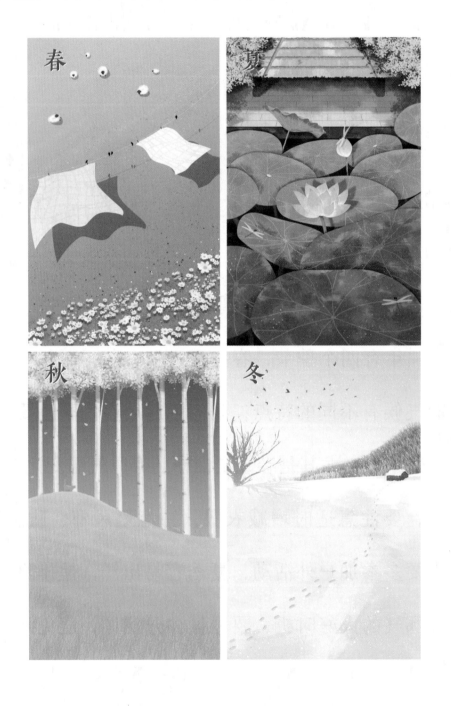

不妄作劳

常言道"生命在于运动",而中医则认为"生病起于过用",这两句话其实并不矛盾。"不妄作劳",就是要求我们在日常生活中要做到劳逸结合、劳逸有度,人体跟手机、汽车等一样是有使用期限的,过劳和过逸都是对健康不利的。又比如,我们上完一节课后有10分钟的课间休息,目的是让我们的头脑休息一下,身体放松一下,下一节课有充沛的精力更好地学习,这正是劳逸结合的范例。

现代社会科技发达,出门有汽车代步,上楼有电梯,扫地有机器人,缺乏运动是非常普遍的现象,而马拉松、越野、登山、搏击等现代运动则走向另一个极端，这都是不利于养生的。从养生而言，舒缓放松的运动是比较好的，如打太极拳、练八段锦、做健身操、慢跑、快步走、散步、游泳等。中医有"动以养形，静以养神"之说，好的养生运动应该符合动静结合、动中有静、静中有动的原则。中国传统的太极拳、八段锦、五禽戏等健身功法都符合这一要求，越来越

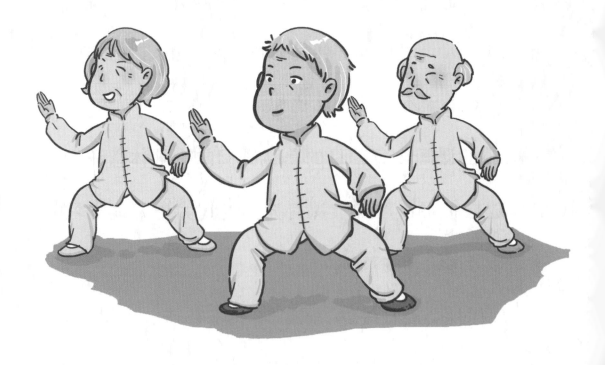

受到人们的喜爱，尤其是太极拳已经传播到了世界各国。研究发现，太极拳不但能够强身健体，对于很多慢性疾病（如高血压、糖尿病、冠心病、高脂血症、失眠等）可起到一定的治疗作用。

《黄帝内经》有五劳之说，具体包括"久视伤血，久坐伤肉，久立伤骨，久行伤筋，久卧伤气"。对于小朋友来说，最需要注意的就是"久视伤血"，意思是说，看东西太久会损伤我们人体的营血，营血损伤就会导致脏腑功能降低，身体素质就会下降。就拿常见的近视来说，我们长时间看近的东西，就会损伤眼睛的营血，久而久之就会导致近视的发生和发展，所以我们在日常学习和生活中要注意用眼卫生，一定要记住看书、看电视、看手机持续时间不要超过 1 小时，到时间一定要停下来休息 10 分钟左右，做一下眼保健操，或去户外活动一下，这样我们的眼睛就不容易近

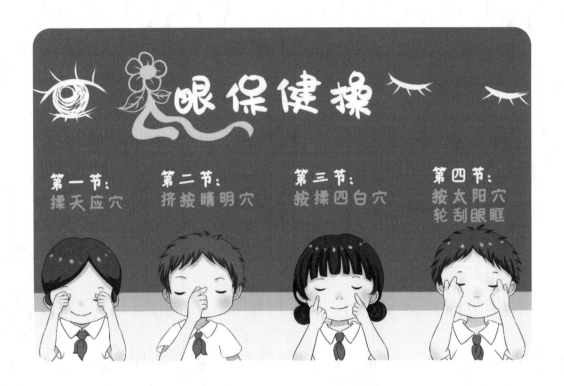

视了。

"久坐伤肉"，是说长期久坐、少活动，就会损伤人体的肌肉，如办公室人员、出租车司机等，如果不注意休息和运动，他们的肌肉就会瘦削而欠强壮。"久立伤骨"，是说长期站立太久，就会损伤人体的骨骼关节，如教师、柜台服务人员、门卫等，长年累月久站会导致腰椎、膝关节等损伤，导致相关疾病的发生。"久行伤筋"，是说长期行走过度会伤害人体的筋腱系统，导致关节相关疾病的发生。"久卧伤气"，是说长期长时间卧床会损伤人体的宗气①，如因体弱多病而长期卧床的患者，大多宗气不足。

对于我们小朋友来说，上课有课间休息，不用担心"久坐"问题；基本上没有长期站立的机会，也不用担心"久立"问题；小朋友普遍好动，但一般达不到久行的程度，不用担心"久行"问题；至于"久卧"，只要周末和假期不要睡太多懒觉就可以了；关键是要注意避免"久视"，尤其是避免长时间使用手机、游戏机、电脑等电子产品。

----

① 宗气：指聚积在人体胸中的气，主要由水谷精微和自然界的清气化生。其主要作用是推动肺的呼吸，维持气血运行、心脏运动、肢体体温与活动能力的作用。

精神内守

中医和西医都一致认为健康包括身体健康和精神心理健康，而对于中医来说，情志（精神心理）和谐是保持身体机能正常的重要条件，而情志失调则是重要的致病因素，许多疾病的发生跟情志失调有非常密切的关系。在中医理论中，我们人体的五脏系统（心、肝、脾、肺、肾）分别控制着我们五种情志（喜、怒、思、悲、恐），这是每个人在日常生活中都会有的精神心理反应，但是要适度，如果这五种情志过度了就会伤害对应的脏器。具体来说：心主管喜，所以高兴又叫开心，而过喜又会伤害心脏；肝主管怒，老是生气会伤害肝脏；脾主管思，思虑过度会伤害脾脏；肺主管悲，悲伤过度就会伤害肺脏；肾主管恐，过度恐惧会伤害肾脏。"精神内守"，就是要求我们要控制好自己的情绪，不能过激，尽量避免喜、怒、思、悲、恐等情志反应过度。

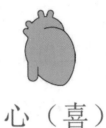

心（喜）

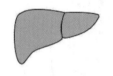

肝（怒）

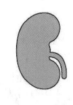

肾（恐）

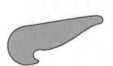

脾（思）

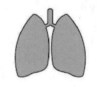

肺（悲）

《三国演义》中有著名的诸葛亮气死周瑜的故事。第一次，诸葛亮和周瑜约定，让周瑜先攻南郡，如果攻不下，就由诸葛亮去攻，谁攻下归谁。周瑜第一次夺取失利受伤，然后又将计就计，打败了曹兵，但是诸葛亮却乘机夺取了南郡等地，既没有违约，又夺取了地盘，气得周瑜金疮迸裂，摔下马来。第二次，刘备的夫人死后，孙权按照周瑜的计策假装把自己的妹妹孙尚香许配给刘备，想把刘备骗到东吴，再将其杀害。谁知孙权的母亲看中了刘备，不仅不许孙权杀他，还真要把孙尚香许配给刘备。诸葛亮又使计让刘备安然地回到了荆州，并且让周瑜中了埋伏，还让士兵讥讽周瑜"周郎妙计安天下，赔了夫人又折兵"，把周瑜气得金疮再次迸裂。第三次，刘备向东吴借取荆襄九郡，图谋发展壮大自己，然而东吴怕养虎为患，刘备强大后势必对自己构成威胁，三番五次要求其归还荆州，刘备和诸葛亮就以攻取西川后必还荆州为由，但迟迟不攻取，此举令周瑜气急败坏，遂想出了名为过道荆州帮助刘备攻取西川实则攻取荆州之计（因为欲攻取西川必须途经荆襄），却被诸葛亮识破，使得周瑜被围，周瑜气急又加之旧伤复发，不治身亡。

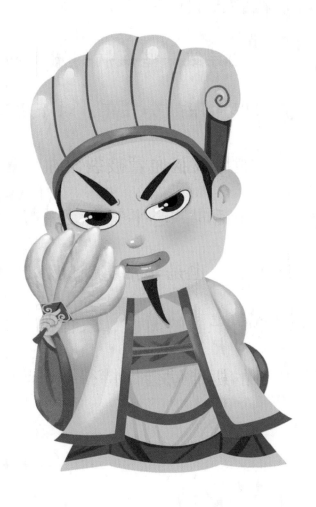

　　诸葛亮三气周瑜的故事告诉我们，要想健康长寿，就不能老生气。喜、怒、悲、思、恐，这些是我们日常生活中常有的精神心理状态，在可控制的程度上对我们的健康是没有不良影响的，但不可以过激，长期过激的情绪就会影响体内五脏六腑的功能，日久身体机能降低，还会导致一些疾病的发生和发展。比如，我们生气的时候血压就会升高，对于本来就血压高的人来说就有可能导致脑血管破裂出血，发生中风瘫痪，甚至死亡。有句话叫"心平气和"，这从中医养生而言是非常有道理的，也是非常重要的。这句话的意思是说，当我们心情平静的时候，人体的气血运行就会缓和顺畅，全身的机能就会保持得非常好。小朋友们也应该有体会，当你们开心的时候，会感觉精力充沛，学习的效率也会高很多。

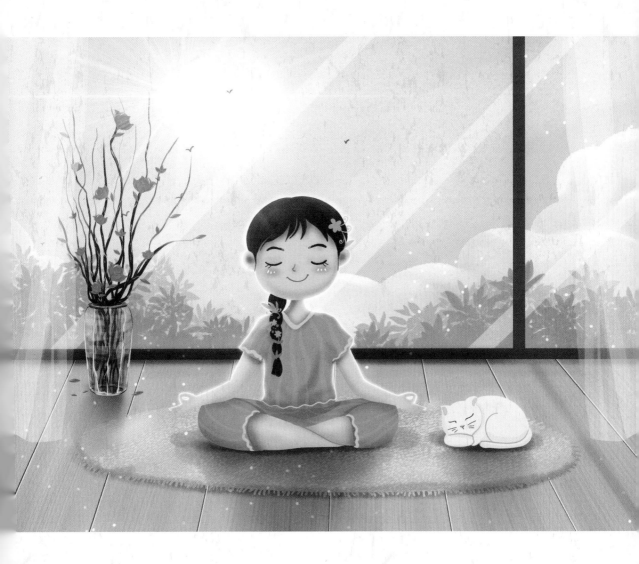

中医四大名家及典故

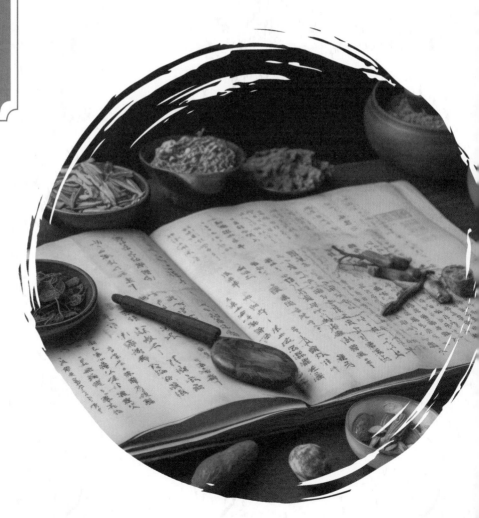

扁 鹊

扁鹊是我国春秋战国时期非常厉害的一名医生，他的原名其实并不是扁鹊，而是秦越人，因为他的医术十分厉害，就被尊称为扁鹊。相传扁鹊年轻的时候做着旅馆管理员一样的工作，一个叫作长桑君的客人在旅馆住下，扁鹊认为他有出色的本领，非常恭谨地对待他，长桑君也认为扁鹊不是普通人，于是就在旅馆住了十年考验他。终于有一天，长桑君偷偷地把扁鹊叫来，给了他一个秘方，扁鹊按照长桑君的方法服下秘方三十天后，练成了透视眼，能够隔着矮墙看到另一面的人。扁鹊于是用这种方法给别人看病，能够

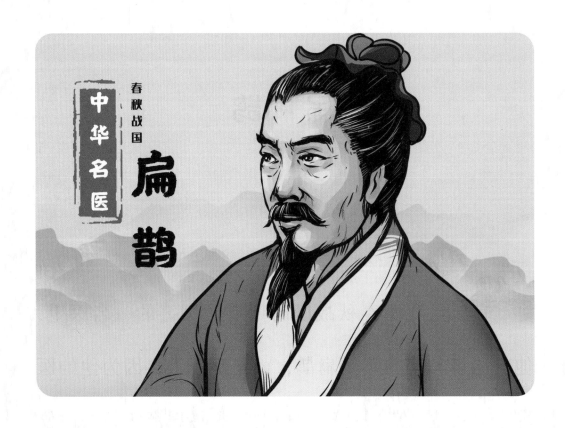

看到人体五脏六腑的毛病。当然，这只是一个传说，真实的情形应该是，扁鹊从长桑君那里学到诊断和治疗疾病的本领。

【名医典故：扁鹊见齐桓公】

扁鹊有一次路过齐国，齐国的国王齐桓公邀请他做客。扁鹊看到齐桓公的时候就提醒他有一些小疾病，病位在肌表，齐桓公不信，还对身边的人说："当医生的就喜欢骗人，跟没病的人说生病了，然后假装治好了，以此作为功劳。"五天后，扁鹊又看到齐桓公，告诉他病情发展到血脉了，齐桓公听了还是不信，并且很生气。又过了五天，扁鹊和齐桓公再一次相遇了，扁鹊又好心地告诉他这次病情发展到肠胃了，不及时治疗的话恐怕会很危险。齐桓公听了很生气，不理扁鹊。又过了五天，扁鹊看到齐桓公，转头就走，立即动身离开了齐国。齐桓公就很奇怪，派人去问扁鹊。扁鹊回答："如果病在皮肤可以用热敷的方法治疗，病入血脉可以用针灸的方法治疗，肠胃生病可以用喝汤药的方法治疗。现在已经病入骨髓，我救不了齐桓公，害怕被齐桓公怪罪惩罚，只能马上离开了。"果然，五天之后，齐桓公生了大病死了。

这个故事告诉我们，疾病都有发生和发展的过程，从小病逐渐发展成大病，在疾病刚发生还不是很严重时，治疗起来比较容易，疗效也好，如果等到疾病发展到严重的地步，治疗起来就会很难，甚至没有办法治疗。当然，更好的办法是在没有得病的时候就进行预防，这就是中医所强调的"治未病"，也就是我们在日常生活中就要注意养生，在没有生病的时候进行调理，这样才是确保我们健康长寿的最好办法。

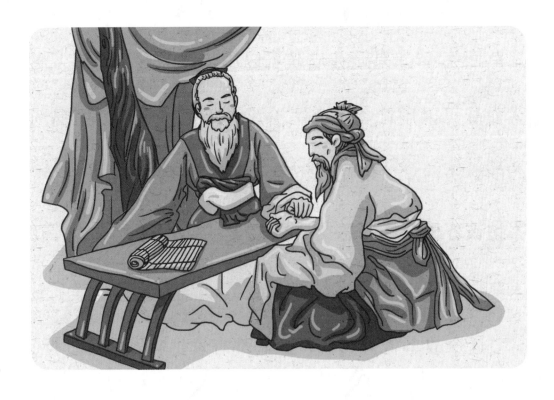

华　佗

华佗（145—208 年），字元化，沛国谯县（今安徽省亳州市）人，东汉末年著名的医学家。华佗与董奉、张仲景并称为"建安三神医"。少时曾在外游

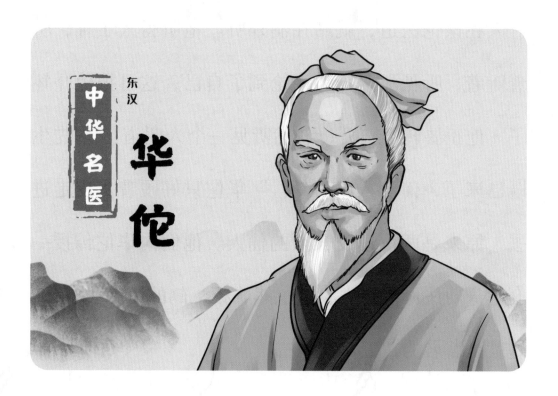

学，钻研医术而不求仕途。他医术全面，尤其擅长外科，精于手术，并精通内科、妇科、儿科及针灸各科。华佗被后人称为"外科圣手""外科鼻祖"。后人多用"神医华佗"称呼他，又以"华佗再世"称誉有杰出医术的医师。

【名医典故：华佗发明五禽戏】

传说华佗年轻时去公宜山采药，爬到半山腰时发现了一个洞穴，他很好奇，正想进去，忽然听到里面有人在谈论医道，就站在洞外听。他听得入了神，听着听着，听见那两个人谈论到了自己，这可把他吓坏了。他正要转身离开，忽然听见一个人叫道："华先生既已来了，何不入内一叙？"华佗只好硬着头皮走进去，原来是两位白发长须的仙人。他们向华佗传授一套健身功法：模仿虎、鹿、熊、猿、鹤的姿态去运动，这就是著名的"五禽戏"。

　　五禽戏是一种类似太极拳的运动，能使全身肌肉和关节都得到舒展。动作是模仿虎的扑动前肢、鹿的伸转头颈、熊的伏倒站起、猿的脚尖纵跳、鸟的展翅飞翔等。由于"五禽戏"能使人心静体松、动静相兼，又把肢体的运动和呼吸吐纳有机地结合起来，通过导引使气血通畅，所以时常练习，便可强身除病而长生。

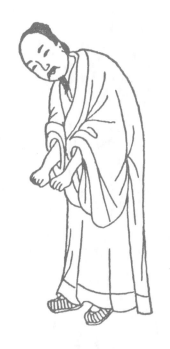

虎戏

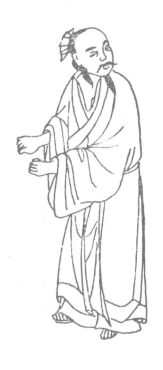

鹿戏

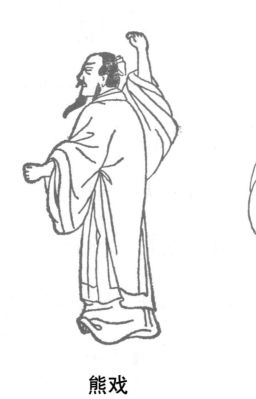

熊戏　　　　　　猿戏

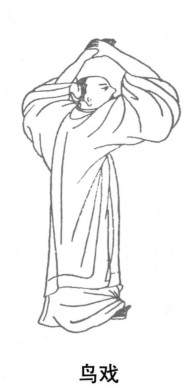

鸟戏

华佗坚持练习"五禽戏",直到老年还脸似古铜,黑发满头,牙齿坚固,步履稳健,十分健康。他的学生吴普,每天坚持做"五禽戏"的锻炼,到九十多岁时还耳聪目明,牙齿完整坚固。后世在此基础上又发明了很多强身健体之法,如现代深受中国人乃至全世界人民喜爱的太极拳、八段锦等运动锻炼方法。

张仲景

　　张仲景，南阳涅阳县（今河南省邓州市穰东镇）人。东汉末年著名医学家，被后人尊称为"医圣"。他不仅有丰富的临床经验，以精湛的医术救治了不少患

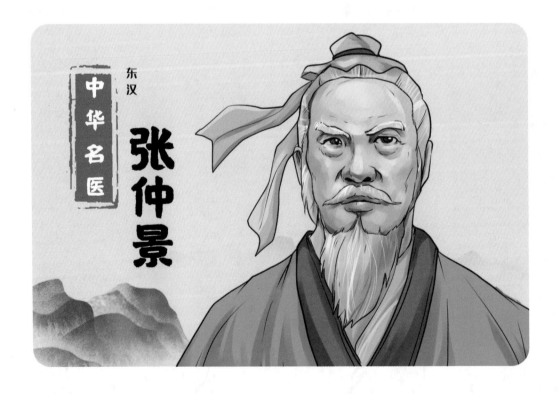

者，而且写出了一部创造性的医学名著——《伤寒杂病论》，成为中医重要的经典著作，至今都是中医临床看病必备的指导书，书中所记载的方剂至今应用十分广泛，且疗效显著。

【名医典故：饺子的由来】

张仲景在长沙做官，在告老还乡的时候，正赶上那年冬天，寒风刺骨，雪花纷飞。在白河边上，张仲景看到很多无家可归的人面黄肌瘦，衣不遮体，因为寒冷，把耳朵都冻烂了，心里十分难受，为此他创制了一个可以御寒的食疗方子，叫"祛寒娇耳汤"。祛寒娇耳汤当初其实就是把羊肉和一些祛寒的药物放在锅里煮，熟了以后捞出来切碎，用面皮包成耳朵的样子，再下锅，用原汤再将包好馅料的面皮煮熟。面皮包好后，样子像耳朵，又因为其功效是可以防止耳朵被冻烂，所以张仲景给它取名为"娇耳"。人们吃了"娇耳"，喝了汤，浑身发暖，两耳生热，耳朵再也不会被冻伤了。

在这一年的冬天，张仲景驾鹤西去了，而那天正好是冬至。为了纪念张仲景，从此大家在冬至这天都要包一顿饺子吃，并且都说，冬至这天吃了饺子，整个冬天就不会冻耳朵了。就这样，冬至吃饺子的习俗流传了下来，饺子也成了中国人阖家团圆的代表食品。

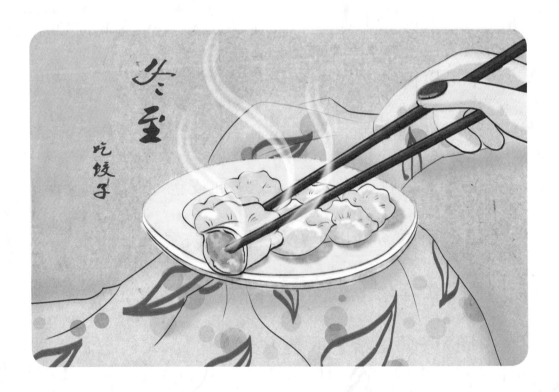

孙思邈

孙思邈，京兆华原（今陕西省铜川市耀州区）人，唐代医药学家，中医医德规范制定人，明代以后被尊为"药王"。他自幼多病，立志学习经史百家著作，尤

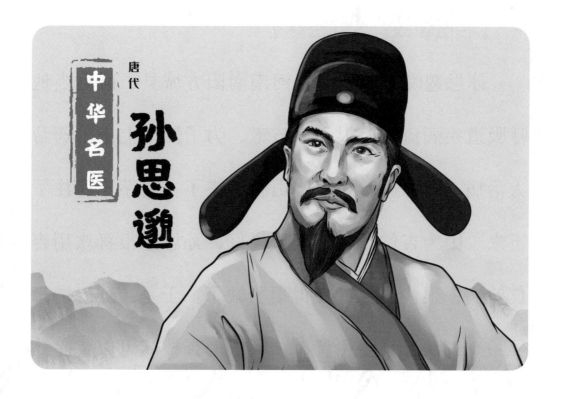

热衷于医学知识。青年时期即开始行医乡里，他对待患者，不管贫富老幼、怨亲善友都一视同仁，无论风雨寒暑、饥渴疲劳都求之必应，一心赴救，深为群众崇敬。孙思邈编著了《备急千金要方》和《千金翼方》，这是集唐代以前中医药学大成之百科全书。又鉴于孙思邈对中医药的巨大贡献，其故乡五台山被改名为"药王山"，后人在山上建庙塑像、树碑立传，以纪念他的丰功伟绩。

【名医典故：虎守杏林】

孙思邈晚年曾云游于河南南阳方城县，碰上当地呼吸道疾病流行，很多人咳嗽，为了便于上山采药帮人治病，孙思邈就在一座山脚下搭了一间茅草房住了下来。因为杏仁止咳化痰效果好，孙思邈很喜欢用杏仁治病，很快杏仁就变得很紧缺了。于是，孙思邈想了一个办法，只要患者有 7 颗以上杏核就可以免除药费。后来很多患者都用杏核来免除药费，孙思邈就把杏核种在山坡上。几年后，山坡上长满了杏树，成了杏树林，杏仁再也不缺了。

有一天，孙思邈发现远处有一只老虎，他赶紧躲到茅草房里面，那只老虎很吃力地爬到房子前面，趴在门口。孙思邈观察了一会儿，发现老虎并没有伤害他的意思，眼神似乎是在求助，于是鼓起勇气走到老虎前面，发现老虎一直张开着嘴巴不合拢，再一看，

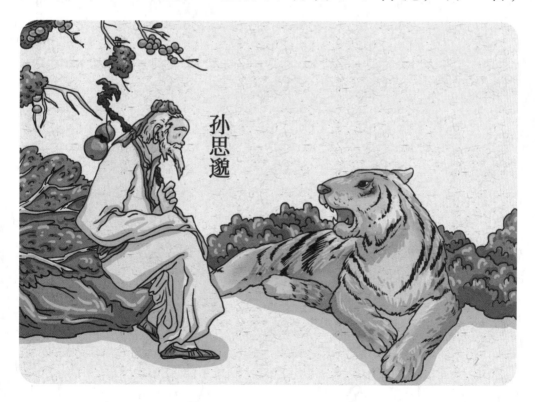

孙思邈

原来有一根小树枝卡在老虎的嘴里。孙思邈灵机一动，用他上山采药的拐杖撑开老虎的嘴巴，小心翼翼地把卡着的树枝取了出来，老虎对着孙思邈摇了几下尾巴跑掉了。奇怪的是，之后老虎每天过来，帮孙思邈守护杏林，孙思邈上山采药时就充当他的坐骑。"杏林"一词在后世逐渐成为赞扬中医的代称。

简易中医养生方法

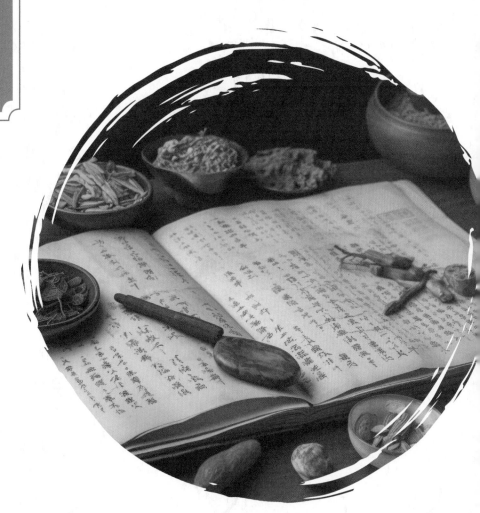

叩齿法

每天清晨睡醒之时，把牙齿上下叩合，先叩臼齿30次，再叩前齿30次。

此法有助于牙齿坚固。

咽津法

每日清晨，用舌头抵住上颚，或用舌尖舔动上颚，等唾液满口时，分数次咽下。

此法有助于消化。

搓面法

每天清晨，搓热双手，以中指沿鼻部两侧自下而上，到额部两手向两侧分开，经颊而下，可反复10余次，至面部轻轻发热为度。

此法可以使面部红润光泽，消除疲劳。

梳发法

将双手十指插入发间，用手指梳头，从前到后按搓头部，每次 50 ～ 100 次。

此法有助于疏通气血，清醒头脑。

运目法

将眼球自左至右转动 10 余次，再自右至左转动 10 余次，然后闭目休息片刻，每日可做 4 ～ 5 次。

此法可以清肝明目。

凝耳法

两手掩耳，低头、仰头 5 ~ 7 次。

此法可使头脑清净，驱除杂念。

摩腹法

每次饭后，用掌心在以肚脐为中心的腹部顺时针方向按摩 30 次左右。

此法可帮助消化，消除腹胀。

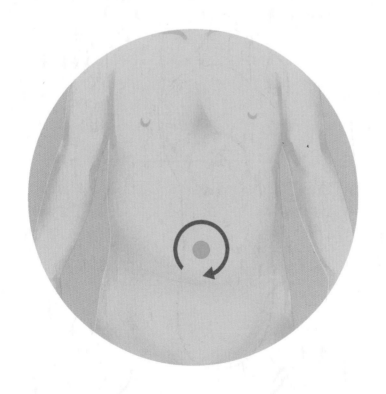

足心按摩法

每日临睡前，以拇指按摩足心，顺时针方向按摩100次。

此法有强腰固肾的作用。

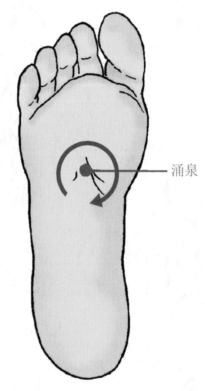

涌泉